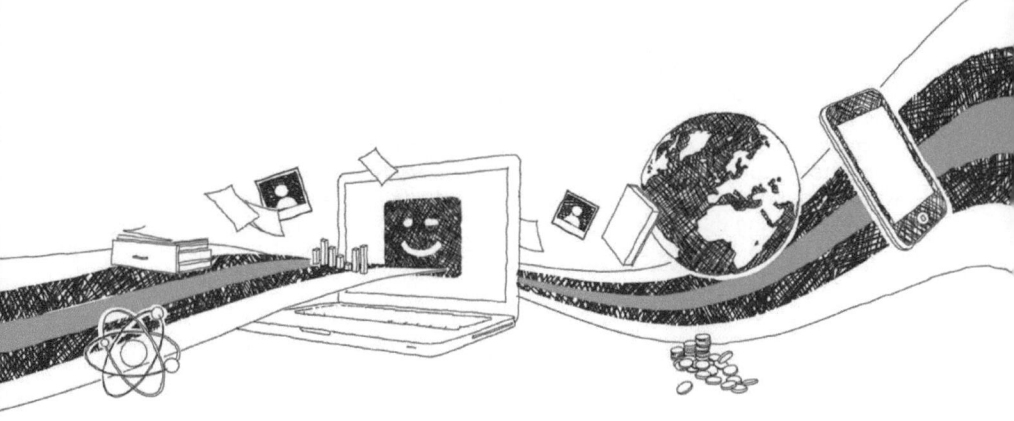
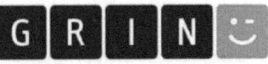

Bibliografische Information der Deutschen Nationalbibliothek:

Die Deutsche Bibliothek verzeichnet diese Publikation in der Deutschen National-
bibliografie; detaillierte bibliografische Daten sind im Internet über http://dnb.d-
nb.de/ abrufbar.

Impressum:

Copyright © 2005 GRIN Verlag
Druck und Bindung: Books on Demand GmbH, Norderstedt Germany
ISBN: 9783640865925

Thomas Löhr

Diagnose und Diagnostik von Demenz

GRIN Verlag

GRIN - Your knowledge has value

Der GRIN Verlag publiziert seit 1998 wissenschaftliche Arbeiten von Studenten, Hochschullehrern und anderen Akademikern als eBook und gedrucktes Buch. Die Verlagswebsite www.grin.com ist die ideale Plattform zur Veröffentlichung von Hausarbeiten, Abschlussarbeiten, wissenschaftlichen Aufsätzen, Dissertationen und Fachbüchern.

Besuchen Sie uns im Internet:

http://www.grin.com/

http://www.facebook.com/grincom

http://www.twitter.com/grin_com

Diagnose und Diagnostik von Demenz

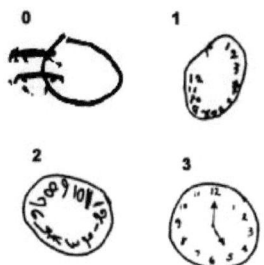

Universität:	Hochschule Vechta
Fachbereich:	Interdisziplinäre Gerontologie
Studiengang:	Ergänzungsstudiengang Gerontologie

Art der Arbeit: Hausarbeit

Semester: Sommersemester 2005

Inhaltsverzeichnis

1 Einleitung

Demenz ist die zweithäufigste psychische Krankheit in Deutschland.

In meiner Hausarbeit bearbeite ich das Thema "Demenz". Folgende Schwerpunkte habe ich bei der Erstellung meiner Arbeit gesetzt: Im ersten Kapitel meiner Arbeit möchte ich einen Überblick über das Krankheitsbild als Definition und deren Merkmale, sowie ihrer Häufigkeit geben. In diesem Teil geht es weitergehend um die Variationen der Demenzkrankheit, die in zwei Bereiche geteilt sind. Der Erste untergliedert Demenztypen nach dem Lebensalter. Demenztypen nach Ursachen ist Inhalt des danach folgenden Bereiches. Ein weiteres Unterkapitel beschäftigt sich mit den Klassifikationen nach ICD 10 – eine internationale Unterteilung von Krankheiten.

Das zweite Kapitel beschreibt die fünf Diagnosekriterien, die erfüllt sein müssen, damit eine Demenz diagnostiziert wird. Hier wird ein Überblick, aber auch vereinzelt Einblicke, in mögliche Therapieformen gewährt. An einem Punkt wird sogar Kritik an überbewerteten und unterbewerten Forschungsgebieten geäußert.

Diagnosestellung ist Thema des dritten Kapitels, das einen Überblick über die wichtigsten Möglichkeiten geben soll, die eingesetzt werden, um Demenz medizinisch nachzuweisen. Hier geht es von der Eigen- und Fremddiagnose, die sich sehr wenig technischer Hilfsmittel bedienen bis zu apparativen Verfahren wie EKG (Elektrokardiogramm), CT (Computertomographie) und EEG (Elektroenzephalogramm).

2 Merkmale der demenziellen Erkrankung

In diesem Kapitel soll das Krankheitsbild der Demenz erläutert und die
unterschiedlichen Arten der Demenz erklärt werden.

2.1 Herkunft des Begriffes „Demenz"

In einem Lexikonband wird Demenz als „Blödsinn" bezeichnet. Es heißt
weiter, dass Demenz in verschieden Graden des Schwachsinns
vorkommt und durch Hirn- und Geisteskrankheiten erworben wird
(Bertelsmann Lexikon-Institut 1992, D 215).
Auf die verschieden Arten und Grade wird in dem nächsten Teil dieses
Kapitels näher eingegangen.

Eine allgemeine Definition des Krankheitsbild gibt die Encyclopedia von
Microsoft.

> Demenz oder Dementia ist abgeleitet aus dem lateinischen
> (mens = Geist, Verstand). Sie ist eine durch äußere
> Einflüsse   hervorgerufene Form organischer Hirnschädigungen, die
> den   teilweisen oder fast vollständigen Verlust einst besserer
> intellektueller Fähigkeit beinhaltet
> (vgl. Microsoft 2005, Wörterbuch: Demenz).

Ein zeitlicher Faktor der Abnahme von kognitiver Leistungsfähigkeit wird
in einer Definition von Christian Zippel und Sibylle Kraus (Hrsg.)
vorgenommen. Da heißt es:

> „von Demenz wird gesprochen, wenn zentrale kognitive
> Funktionen mindestens ein halbes Jahr beeinträchtigt sind und
> dadurch die Bewältigung der Alltagsanforderungen erheblich
> gestört ist" (vgl. Christian Zippel, Sibylle Kraus (Hrsg.) 2003, 81).

2.2 Häufigkeit der demenziellen Erkrankungen

Nach der Berliner Altersstudie (1996) ist Demenz die zweithäufigste
psychische Erkrankung im Alter. Nur die Depressionen hat einen
höheren Verbreitungsgrad. Nach *Bickel* (2000) steigt die Zahl der
dementen Personen nach Altersgruppen aufgeschlüsselt an:

Altersgruppe	*Demenzkranke in %*
65 – 69 Jahre	1,2
70 – 74 Jahre	2,8
75 – 79 Jahre	6
80 – 84 Jahre	13,3
85 – 89 Jahre	23,9

In der Bundesrepublik leiden ca. eine Million Menschen an Demenz,
etwa 20.000 an präseniler Demenz bei Alzheimer mit frühem Beginn
(zwischen 40 und 64). Etwa zwei Drittel der Betroffenen erkranken an
Alzheimer mit spätem Beginn, 15 bis 20% an vaskuläerer Demenz und
10 bis 20% an Mischformen. Von Alzheimer sind mehr Frauen
betroffen, Männer erkranken häufiger an vaskulärer Demenz. Der
Krankheitsverlauf von Alzheimer beträgt bei 65- bis 80-Jährigen fünf bis
sieben Jahre, bei über 80-Jährigen drei bis vier Jahre; Patienten mit
vaskulärer Demenz haben eine kürzere Überlebenszeit oder
Lebenserwartung (vgl. Wikipedia 06.06.2005, „Demenz").

Vor dem 70. Lebensjahr sind ca. 1 % der Altersgruppe von Demenz
betroffen. Jenseits des 90. Lebensjahres sind fast ein Drittel erkrankt.
Dazwischen steigt die Zahl der Erkrankten leicht exponential an
(vgl. Christian Zippel, Sibylle Kraus (Hrsg.) 2003, 82).

Die Demenzkranken lassen sich wie folgt nach absoluten Zahlen den
Bundesländern zuordnen:

Bundesland	Jahr	Landkreise	Kreisfrei Städte
Baden-Württemberg	2002	97478	27861
Bayern	2002	99561	46159
Berlin	2002	38546	
Brandenburg	2003	23114	4240
Bremen	2003	9541	
Hamburg	2003	22625	
Hessen	2003	56075	18155
Mecklenburg-Vorp.	2003	11922	5557
Niedersachsen	2003	109325	13981
Nordrhein-Westfalen	2002	119758	95594
Rheinland-Pfalz	2002	37978	13391
Saarland	2003	13657	3550
Sachsen	2004	34958	18479
Sachsen-Anhalt	2002	24618	6792
Schleswig-Holstein	2003	27545	8759
Thüringen	2003	21247	6662

2.3 Variationen der Demenz

Die Fachgebiete Medizin, Psychiatrie und Psychologie unterscheiden
eine Vielzahl von Demenztypen. Grob lassen sich die Typen in die 2
Kategorien *Lebensalter* und *Ursache* einteilen.

Demenztypen nach Lebensalter

Die *Dementia infantillis* ist eine etwa nach dem 4. Lebensjahr
auftretende Erkrankung. Sie ist durch Bewegungsstereotypien,
Sprachstörungen und Persönlichkeitsveränderungen gekennzeichnet.
Die Ursachen für diesen Krankheitsverlauf sieht man in
Stoffwechselstörungen und in besonderen Hirnkrankheiten
(vgl. Microsoft 2005, Wörterbuch: „Demenz").

Bei Heranwachsenden und jungen Erwachsenen tritt die *Dementia praecox* auf. Hierunter versteht man eigentlich eine Gruppe von Psychosen, die ins Krankheitsbild der Schizophrenie gehören und ebenfalls in einen Zustand intellektueller Verarmung münden (vgl. Microsoft 2005, Wörterbuch: „Demenz").

Die *präsenile Demenz* umfasst als Begriff unterschiedliche Krankheiten, die nicht unbedingt altersbezogen sein müssen. Die tödlich verlaufende Creuzfeld-Jacob-Krankheit oder auch ein frühes Eintreten von Alzheimer sind Beispiele hierfür (vgl. Microsoft 2005, Wörterbuch: „Demenz").

Die *Dementia senilis*, volkstümlich abwertend auch Senilität oder Altersschwachsinn genannt, ist eine relativ verbreitete Erscheinungsform bei alten Menschen. Die Symptome sind ähnlich wie bei der Alzheimer-Krankheit (Störungen des Kurzzeitgedächtnisses,Denkschwierigkeiten, Sprachstörungen, Depressionen, eingeschränktes Urteilsvermögen, Wahnvorstellungen, Persönlichkeitsveränderungen).
Mit zunehmendem Lebensalter in den Industrienationen hat dieses Phänomen in den letzten Jahren sehr an Bedeutung gewonnen (vgl. Microsoft 2005, Wörterbuch: „Demenz").

Demenztypen nach Ursachen

Die *Dementia alcoholica* tritt als Folge von jahrelangem übermäßigen Alkoholkonsums auf. Hierbei führt eine geschädigte Leber zu einer Vergiftung des Körpers.
Die Microsoft Encarta erwähnt zur Leberzirrhose unter anderem folgende Symptome:
[...Zu geistigen Störungen kommt es, wenn die mit der Krankheit verbundenen Toxine in das Gehirn gelangen, ohne den Leberstoffwechsel durchlaufen zu haben. Diese Störungen reichen von

Verwirrung über Reizbarkeit und kindischem Verhalten bis zum
Koma...]
(vgl. Microsoft 2005, Wörterbuch: „Demenz").

Vor allem bei älteren Menschen tritt die Dementia arteriosclerotica auf.
Das Krankheitsbild wird durch eine Minderdurchblutung verschiedener
Körperregionen in Folge einer Verkalkung hervorgerufenen
(vgl. Microsoft 2005, Wörterbuch: „Demenz").

Die *Dementia epeleptica* kann als Folgeerscheinung eines epileptischen
Anfalls zurückbleiben.

Infolge einer Paralyse (Persönlichkeitsabbau) kann es zu dem Typus
Dementia paralytica kommen (vgl. Microsoft 2005, Wörterbuch:
„Demenz").

Die Dementia polysclerotica tritt als spätes Stadium einer multiplen
Sklerose auf (vgl. Microsoft 2005, Wörterbuch: „Demenz").

Und die Dementia pugilistica, die so genannte Boxer-Demenz, ist die
Folge von jahrelanger mechanischer Einwirkungen auf den Kopf
(vgl. Microsoft 2005, Wörterbuch: „Demenz").

2.4 Einteilung der Demenzen nach ICD 10

Die ICD 10 ist eine internationale Klassifikation von Krankheiten. Die
„10" steht für die 10. Revision. Diese Klassifikation dient dazu, den
Krankheitsvergleich international zu vereinfachen. Durch diese
Einteilung soll deutlich werden, dass es noch weitere Einteilungen der

Demenz gibt, auf die aber wegen der geringen Häufigkeit der
Krankheitsbilder und des geringen Umfangs der Arbeit nicht weiter
eingegangen werden soll (vgl. DIMDI, 11.06.2005).

- F00 Demenz vom Alzheimer Typ DAT
- F01 Vaskuläre Demenz VD
- F01.1 Multi-Infarkt-Demenz MID
- F01.2 Subkortikale Demenz, Biswanger Krankheit
- F02 Demenz bei anderorts klassifizierten Erkrankungen
- F02.0 Frontotemporale Demenz oder Pick-Erkrankung
- F02.1 Creutzfeldt-Jakob-Krankheit
- F02.2 Demenz bei Huntington'scher Erkrankung
- F02.3 Demenz bei Parkinson
- F02.4 Demenz bei HIV-Erkrankung
- F02.8 Demenz bei anderorts klassifizierten Krankheitsbildern,
  wie z. B. sekundäre Demenz bei Schilddrüsenerkrankung,
  Hirntumor, subduralem Hämatom, Vitamin-B12-Mangel.
- F10.73 Alkoholbedingte Demenz
- F13.73 Sedativa und Hypnotika bedingte Demenz

(vgl. Wikipedia Demenz Wörterbuch: „Demenz")

Allen Demenzformen gemeinsam ist, dass sie weder behandelbar, noch
heilbar sind. Dies hat besonders für die Angehörigen schwerwiegende
seelische, aber auch finanzielle und soziale Belastungen zur Folge.
Bewegungsstörungen und Inkontinenz können schließlich die
Unterbringung in einer Pflegeeinrichtung notwendig machen,
insbesondere wenn der Lebenspartner oder sonstige Angehörige selbst
aus psychischen oder Altersgründen überfordert sind (vgl. Microsoft
2005, Wörterbuch: „Demenz").

3 Diagnosekriterien

Im folgenden Kapitel werden die Kriterien diskutiert, die dazu führen, dass der Arzt die Diagnose Demenz stellt und das Krankheitsbild einem der ICD 10 (International Classification of Diseases and Related Health Problems) bzw. dem DSM-IV (Diagnostisches und statistisches Manual Psychischer Störungen in der 4. Version) Klassifikationen zugeteilt werden kann

(vgl. Bernd Neumann, Dr. med. Ulrich Schäfer 2004, 74).

„Nach diesen Beiden Klassifikationen liegt eine Demenz nur vor, wenn alle folgenden fünf Kriterien erfüllt sind, welche in den nächsten Unterkapiteln behandelt werden.

3.1 Gedächtnisstörung

Als erstes Kriterium muss eine Gedächtnisstörungen nachzuweisen sein (Bernd Neumann, Dr. med. Ulrich Schäfer 2004, 74 f). Bei den Gedächtnisstörungen unterscheidet man solche, die das Kurzzeitgedächtnis betreffen von denen, die das Langzeitgedächtnis beeinflussen. So können sich Patienten mit Störungen des Kurzzeitgedächtnisses neue Informationen schlecht merken. Patienten mit Beeinträchtigung des Langzeitgedächtnisses vergessen Gedächtnisinhalte, die sie schon seit vielen Jahren gespeichert hatten wie zum Beispiel den Beruf, die Namen der Kinder oder die eigenen Geburtsdaten.

In der Frühphase einer Demenzerkrankung, speziell bei der vom Alzheimer-Typ, fallen neben ersten Fehlern in der Gedächtnisleistung, die überwiegend das Kurzzeitgedächtnis betreffen, eine zunehmende Unsicherheit im Umgang mit neuen Dingen auf. Dies erscheint zum Teil wie Desinteresse und eine Abnahme der Sorgfalt und des Engagements in den Alltagsaktivitäten wie z.B. Hobbys, Hausarbeit, berufliche Leistung und Körperhygiene (vgl. Techniker Krankenkasse 2002, 14).

3.2 Störung der Sprache, Motorik und Wiedererkennung

Mindestens eine der folgenden Störungen muss bestehen, damit das zweite Kriterium als erfüllt gilt.

Zentrale Sprach- und Schluckstörungen

Sprach- und Schluckstörungen werden bei Demenz-Patienten kaum beachtet, geschweige, dass die Patienten behandelt werden. Sprechen ist eine komplexe kognitive Leistung und sie ist eminent wichtig für die Lebensqualität und die Alltagskompetenz von Demenzkranken. Trotzdem wird der Problematik weder in Studien noch in Fachbüchern Aufmerksamkeit geschenkt.

Schluckstörungen seien bei Demenz-Kranken sogar so häufig, dass von einer großen Zahl potentiell lebensbedrohlicher Aspirationspneumonien ausgegangen werden muss. So hieß es bei einem Workshop des "Zukunftsforum Demenz", einer Initiative des Unternehmens Merz, in Bad Nauheim. Da für das Schluck- und für den Sprachvorgang zum Teil gleiche Muskelgruppen beansprucht werden, kommen beide Störungen oft kombiniert vor.

Gestörte Kommunikation ist ein häufiges Frühsymptom

„Kommunikationsstörungen sind mit 53 Prozent das zweithäufigste Frühsymptom bei hirnorganischer Demenz, aber es kümmert sich keiner drum", kritisierte der Neuropsychologe Dr. Markus Greß-Heister aus Kaiserslautern. Gedächtnisstörungen, denen sehr viel mehr Aufmerksamkeit gewidmet wird, stünden im Gegensatz dazu auf der Skala der Frühsymptome ganz hinten.

Sprech- und Sprachstörungen treten bereits in einer Phase auf, in der etablierte Demenztests wie der Mini-Mental-Status-Test (MMSE) oder der Uhrentest zu unscharf und andere äußerst aufwendig sind. Diesen Symptomen wird so wenig Aufmerksamkeit geschenkt, da

Sprachdefizite nicht spezifisch genug sind, um daraus sicher auf eine beginnende Demenz schließen zu können.

Bei der Veranstaltung *„Möglichkeiten der frühen Diagnose bei hirnorganischer Demenz über die Sprache"* stellte *Greß-Heister* vor, was einen frühen und gezielten Therapiebeginn ermöglicht. So sollte man etwa bei Menschen aufmerksam werden, die zwar noch relativ gut hören können, im Gespräch aber verstärkt nachfragen, die abschweifen oder unangemessen das Thema wechseln.

Da Menschen mit beginnender Demenz deutlich langsamer sprechen als früher, so Greß-Heister, sei dies ein wichtiges Merkmal. Sie haben Schwierigkeiten im Gespräch den „roten Faden" zu halten, vergessen das Thema oder haben typische Benennstörungen, etwa wenn ein Kuli als Bleistift bezeichnet wird. Oft werden auch ganze Sätze wiederholt. Typisch ist auch, dass nur noch im Aktiv gesprochen wird. Passivsätze werden nicht mehr verstanden.

Ist eine Sprachstörung im Zusammenhang mit einer Demenz diagnostiziert worden, können Sprachtherapeuten ein gezieltes Sprach- und Sprechtraining vornehmen.

Hohe Morbidität und Mortalität durch Schluckstörungen

Sprechstörungen können im Vergleich zu Schluckstörungen vor allem die Lebensqualität bei Demenz stark beeinträchtigen, sagte der Geriater Dr. Martin Jäger aus Mosbach. Nach seinen Angaben haben sie einen wesentlichen Anteil bei der Morbidität und Mortalität von Demenzkranken.

So hätten nach Angaben der US-Agency for Health Care Policy and Research (AHCPR) 84 Prozent der Patienten mit mittelschwerer bis schwerer Demenz Abnormitäten in der oropharyngealen Schluckphase. Jeder Vierte aspiriere Nahrung. Studien haben ergeben, dass 40 bis 60 Prozent der Schluckstörungen klinisch nicht erkannt werden.

Die stille Aspiration sei nicht harmlos. Sie sei mit einer sechsmal höheren Pneumonie-Rate verbunden als die symptomatische Aspiration mit Husten. Wegweisend für die Diagnose seien etwa eine belegte Stimme, häufige Atemwegsinfekte, häufiges Räuspern und Husten, sowie Erstickungsanfälle, die zu Angst vor Essen und Trinken und damit auch zur Unterernährung und Dehydration führen können. Sichern lässt sich die Diagnose von Sprachtherapeuten oder auch per Videoendoskopie oder Videofluoroskopie. Sprachtherapeuten können dieser Patientengruppe mit speziellen Übungen eine Linderung verschaffen (vgl. Thomas Meißner 24.09.2003, „Demenz-Frühformerkennung").

Störung der Bewegungsabläufe

Ein weiteres von fünf Anzeichen für eine Demenz kann die Apraxie (Handlungsstörung) sein. Das Wort Apraxie kommt aus dem griechischem und heißt übersetzt so viel wie Untätigkeit. Sie ist aber nicht nur durch eine Untätigkeit, sondern auch durch eine Unfähigkeit Bewegungen oder Bewegungsabläufe auf Befehl durchzuführen gekennzeichnet. Die Fähigkeit Bewegungen auszuführen ist weiterhin gegeben, die Integration dieser in zielgerichtete Handlungen aber gestört (vgl. Wikipedia 08.07.2005, "Apraxie").

Die Ursache der Bewegungsstörung liegt häufig an einer Tonuserhöhung sowohl im pyramidalen, vor allem aber im extrapyramidalen Bereich. Dabei treten Gangstörungen in 72% auf. Insgesamt zeigen 24% – 50 % der Patienten extrapyramidale Symtome. Ein Tremor wird selten im Krankheitsbild beschrieben, jedoch tauchen häufiger Rigidität, Akinese, Amimie auf.

Der Gang des dementen Patienten wird mit fortschreitendem Krankheitsbild kleinschrittiger und schlürfender. Die zunehmende Steifigkeit und Ungeschicklichkeit erschweren dem Demenzkranken aus dem Bett oder einem Stuhl aufzustehen.

Im Endstadium der Krankheit zeigen Demente eine ausgeprägte Apathie. Das Bewegungspotential ist bis auf wenige Automatismen reduziert (vgl. Ingo Füsgen 1992, 78).

Typische Erscheinungsbilder einer Apraxie sind die

- fehlerhafte Handhabung und Verwechslungen von Werkzeugen
- Anschein, als wüsste der Patient wozu, aber nicht *wie*, etwas richtig gebraucht wird

- Missachtung funktional wichtiger Details
- Planung von Umwegen fehlt
- Probleme bei der Planung von Handlungsabfolgen: mechanisches Wissen unbenutzt (blockierter oder gar kein Zugang zu semantischem Wissen).
- Unsicherheit und Fehler beim Initiieren einfacher Handlungen (z.B. von einem Stuhl aufstehen oder sich die Zähne putzen)
- Probleme bei der Erfassung eines Zieles und der Beziehung zwischen zwei Körperteilen
- Auslassung von Handlungsschritten
- Perseveration (gleiche Handlung weitermachen)

(vgl. Wikipedia 08.07.2005, "Apraxie")

Nichterkennen von Gegenständen

„Seelenblindheit", d.h. die Unfähigkeit, Sichtwahrnehmungen mit dem optischen Erinnerungsgut zu identifizieren, meist bei bds. Herden in der Sehrinde des Hinterhauptlappens; als Unterformen z.B. Objekt-, Vorstellungs-, Symbol-, Simultanagnosie"(vgl. Urban & Fischer 2003, „Agnosie").

Eingeschränkte Fähigkeit zu Planen, Organisieren und Abstrahieren

Deutliche Verschlechterungen zeigen sich im Kurz- und Langzeitgedächtnis und zum Teil im Altgedächtnis. Hierdurch verliert er auch seine räumliche und zeitliche Orientierung. Die Gegenwart kann kaum noch als solche wahrgenommen und einsortiert werden, so dass die meist noch erhaltene Erinnerungen aus der Vergangenheit zur Uminterpretation des Gegenwärtigen genutzt werden. Der Kranke führt ein Leben in der Vergangenheit (vgl. U. von Wedel Parlow, H. Fitzner, H.-G Nehen 2004, 22).

3.3 Alltagstätigkeit

Der Patient kann normale Alltags-Tätigkeiten mit der Zeit nicht mehr ausführen. Komplizierte bzw. komplexe Tätigkeiten, wie die Organisation eines Haushaltes, können als erste nicht mehr selbstständig übernommen werden. Die Fähigkeit zur einfachen Versorgung des eigenen Körpers bleibt länger erhalten. Oft vergeht nur ein Jahr vom Zeitpunkt der Diagnose bis zum Verlust der persönlichen Selbstständigkeit. Dies drückt sich vor allem in dem Umgang mit Geld oder in dem Erledigen einfacher Amtsgänge aus. Die Fähigkeit sich selbstständig an- bzw. auszukleiden sowie Stuhl und Harn zu kontrollieren, bleibt meist einige Jahre erhalten (vgl. Dr. Karl F. Maier 2002, 49).

3.4 Aufmerksamkeitsstörung Orientierungsstörungen

Die Diagnose Delir (Psychose mit unter anderem Halluzinationen, Aufmerksamkeits- und Orientierungsstörungen) muss ausgeschlossen sein.

3.5 Depression

Die Symptome dürfen nicht von einer endogenen Depression (ohne äußere Ursache auftretende Depression) oder einer Schizophrenie (Geistesstörung mit vielfältigen Symptomen, unter anderem einer gestörten Ich-Wahrnehmung) herführen." (Bernd Neumann, Dr. med. Ulrich Schäfer 2004, 74 f).

Traurigkeit und Niedergeschlagenheit sind Empfindungen, die alle Menschen im Laufe ihres Lebens erfahren. Oft sind Verluste, private oder berufliche Enttäuschungen oder Misserfolge so belastend, dass sie alle Lebensbereiche negativ beeinflussen. Doch diese Gefühle gehen in der Regel vorbei, machen neuen Empfindungen Platz und die Stimmung hellt wieder auf. Aus medizinischer Sicht handelt es sich dabei nicht um eine Depression, sondern um eine "normale" Reaktion unserer Psyche auf bestimmte Lebensprobleme. Als Depression im medizinischen Sinne bezeichnet man eine behandlungsbedürftige psychiatrische Erkrankung, die durch eine gedrückte Stimmung, den Verlust von Interesse und Freude und einer erhöhten Ermüdbarkeit geprägt ist. Typisch ist eine "Trauer ohne Grund" oder auch ein "Gefühl der Gefühllosigkeit".

Im Gegensatz zu einer "normalen" Traurigkeit ist der an einer Depression Erkrankte nicht in der Lage, sich aus eigener Kraft von der gedrückten Stimmung zu befreien. Sein privater wie beruflicher Alltag wird dadurch erheblich beeinträchtigt. Die Depression beeinflusst das gesamte körperliche Empfinden, das Denken, die Gefühle und das Verhalten des Erkrankten sowie die Bezüge zur eigenen Person, zum Umfeld und zu seiner Zukunft. Dies kann dazu führen, dass schwerst depressive Menschen unfähig sind, den eigenen Lebensverpflichtungen nachzukommen, sie schaffen es manchmal kaum, morgens aus dem Bett aufzustehen.

An einer Depression zu erkranken bedeutet aber weder "verrückt" zu sein, noch heißt das, dass Betroffene gefährdeter sind, eine andere psychiatrische Erkrankung wie eine Schizophrenie oder eine Demenz zu entwickeln. Der Realitätsbezug und die Orientierung zur eigenen Person bleiben bei der Depression erhalten. Die Depression ist eine Erkrankung der Stimmung und Gefühle, die mit modernen Therapiemethoden gut zu behandeln ist (Urban & Fischer 2003, „Demenz").

4 Diagnosestellung

Vergesslichkeit ist nicht nur Ausdruck einer vorliegenden Demenz. Sie kann auch Ausdruck einer Konzentrationsstörung sein, die bei Überarbeitung, bei Depressionen, bei chronischem Schlafmittelgebrauch, bei Alkoholabusus und auch bei Schlafentzug zu beobachten ist (vgl. Dr. Gerald Gatterer, Mag. Antonia Croy 2005, 29).

In diesem Kapitel soll differenziert werden, ab wann man und mit welchen Mitteln die Medizin eine Demenz diagnostiziert.

4.1 Fremddiagnose

Wenn die ersten Symptome einer Demenz auftreten, sind sie oft für den Betroffenen nicht ersichtlich bzw. er versucht dies zu kaschieren. Insofern kommt den Angehörigen bei der Früherkennung eine wesentliche Bedeutung und Aufgabe zu (vgl. Leben mit Demenz - praxisbezogener Ratgeber für Pflege und Betreuung ‚31). Daher gibt die Fremd-Anamnese in der Regel mehr Aufschluss über den Verlust der kognitiven Leistungen bzw. Veränderungen in der Persönlichkeits-struktur des Patienten als die Eigen-Anamnese (vgl. Ingo Füsgen 1992, 22).

4.2 Hirnleistungstests

Der Hausarzt ist oft der erste Ansprechpartner, wenn die Verdachtsdiagnose Demenz überprüft werden soll. Er kann sich auf eine einfache Weise einen ersten Eindruck verschaffen. Um einen Hinweis auf eine eventuelle Bewegungsstörung zu gekommen, wird der Arzt den Patienten bitten, aufzustehen, einige Schritte umherzugehen und sich wieder auf dem Stuhl zu setzen. Anschließend wird er dem Patienten einige Fragen stellen, um Hinweise auf eine Schwäche des Hör- und Sehvermögens zu suchen. Diese Fragen können z.b. folgendermaßen lauten:

- welches Buch haben sie zuletzt gelesen?
- lesen sie Zeitung und wenn ja, welche?
- welche Sender sehen sie im TV am liebsten?
- wer ist z.Z. Gerade Bundespräsident?

Auch Rechenaufgaben können gestellt werden, um das Erinnerungsvermögen zu überprüfen (Beispielaufgabe: zählen sie bitte von 100 in Siebenerschritten rückwärts).

Mittlerweise existieren mehrere Kurztests, mit deren Hilfe der Hausarzt das Vorliegen einer Demenz sowie den Schweregrad feststellen kann. Die am häufigsten angewendeten Tests sind der so genannte Mini-Mental-Status-Test (MMST), der Uhren-Mal-Test sowie ein Test zur Untersuchung der Instrumentellen Aktivitäten des täglichen Lebens (IADL) (vgl. Ingo Füsgen 1992, 69 ff).

4.3 Die apparativen Verfahren

Elektrokardiogramm (EKG)

Der nächste Schritt ist die Überweisung des Hausarztes an den Internisten um die Gesamtlage beurteilen zu können, eventuelle Risikofaktoren zu minimieren sowie andere Grundkrankheiten als Ursache auszuschließen. Dabei sollte das Herzkreislaufsystem mittels Elektrokardiogramm (EKG) untersucht werden. Zusätzlich empfiehlt es sich Blutdruck- und Ultraschallmessungen der das Hirn versorgenden Blutgefäße durchzuführen (vgl. Bernd Neumann, Dr. med. Ulrich Schäfer 2004, 73).

Computertomographie (CT)

Unverzichtbar für eine detaillierte Abklärung der Ursachen ist eine Computertomographie (CT). Hierbei wird der Schädel von allen Seiten schichtweise mit Röntgenstrahlen durchleuchtet. Mittels der so erhaltenen CT-Bilder lassen sich die Ursachen für sekundäre Demenzformen wie Normaldruck-Hydrozephalus, Tumore und Blutungen sicher diagnostizieren (vgl. Bernd Neumann, Dr. med. Ulrich Schäfer 2004, 73).

Magnetresonanz-Tomographie (MRT)

Ebenso wie bei der CT bestehen gute Möglichkeiten Ursachen für sekundäre Demenzformen zu finden. Bei der MRT bestehen zusätzlich gute Chancen Hinweise auf eine vaskuläre Demenz zu finden (vgl. Bernd Neumann, Dr. med. Ulrich Schäfer 2004, 73).

„MRT macht sich die willkürliche Verteilung der freibeweglichen Protonen zunutze sowie deren grundlegende magnetische Eigenschaften. Das Verfahren läuft im Wesentlichen in drei Schritten ab: Zunächst wird um den Körper ein starkes, stabiles, homogenes Magnetfeld erzeugt (30 000mal stärker als das Magnetfeld der Erde) und damit eine stabile Ausrichtung der Protonen. Als zweiter Schritt wird diese stabile Ausrichtung verändert, indem man elektromagnetisch Hochfrequenzenergie zuführt. Drittens wird diese energetische Stimulation wieder beendet und die im Körper entstehenden Kernresonanzsignale mit Hilfe geeigneter Empfangsspulen gemessen. Die empfangenen Signale dienen als Grundlage für die Erstellung von Bildern des Körperinneren mit Hilfe von Computerverfahren, wie sie bereits für Röntgenaufnahmen, Computertomographie und axiale Computertomographie entwickelt wurden" (vgl. Microsoft 1993-2004 : Kernspintomographie)

Elektroenzephalogramm (EEG)

Ebenfalls wichtig für die exakte Diagnose ist das Elektroenzephalogramm (EEG), besonders wenn es im Vorfeld schon zu Krampfanfällen kam. Ferner gibt es typische EEG-Muster bei bestimmten Erkrankungen, die auch Demenz ähnliche Symptome hervorrufen können. Dies sind z.B. die Creutzfeldt-Jakob-Krankheit, Schädigungen des Gehirns durch Leberschäden sowie durch Herpesviren ausgelöste Hirnentzündungen (vgl. Bernd Neumann, Dr. med. Ulrich Schäfer 2004, 73).

Weitere bildgebende Verfahren

Unter Umständen können noch weitere spezielle Tomographieverfahren eingesetzt werden, um genauer zwischen Alzheimer, vaskulären Demenzen, Frontalhirn-Demenz und Demenz mit Lewy-Körperchen zu differenzieren. In speziellen Zentren stehen die Single-Photonen-Emissions-Computertomographie (SPECT) sowie der funktionellen Magnetresonanz-Tomographie zur Verfügung. Diese Verfahren kommen aber nur selten und nur bei speziellen Fragestellungen zum

Einsatz, da sie sehr teuer sind (vgl. Bernd Neumann, Dr. med. Ulrich
Schäfer 2004, 74).

5 Schlusswort

Demenz ist die zweit häufigste psychische Erkrankung und kommt somit direkt hinter der Depression. Die Diagnostik von Demenz wird an fünf wesentlichen Kriterien festgemacht. Bei diesen kommt der Gedächtnisstörung aus Sicht der Wissenschaft die größte Bedeutung zu. Sprach- und Schluckstörungen werden als Kriterium oft vernachlässigt. Jedoch tritt dieses Anzeichen früh auf, sodass eine Therapie schon früher begonnen werden könnte, als z.Z. üblich. Sprachtherapeuten hätten die Möglichkeit gezielte Sprach- und Sprechtrainings vorzunehmen und somit eine Autonomie des Patienten länger gewahrt werden. Sprachtherapeuten könnten gleichzeitig Schluckstörungen verbessern, da die gleichen Muskelgruppen zum Sprechen und Schlucken verwendet werden. Der Tod durch Erstickung könnte somit vermindert werden.

Die Fremddiagnose ist die am weitesten verbreitete Diagnoseform. Von dieser Beobachtung kann der Hausarzt weitere Untersuchungsmethoden einsetzen. Hierunter sind auch moderne apparative Verfahren wie Elektrokardiogramm (EKG), Computertomographie (CT), Magnetresonanz-Tomographie (MRT) und Elektroenzephalogramm (EEG). Nur selten hingegen wird das teure Verfahren der Single-Photonen-Emissions-Computertomographie (SPECT) eingesetzt.

6 Stichwortverzeichnis

7 Literaturverzeichnis (Bücher)

Bernd Neumann, Dr. med. Ulrich Schäfer (2004): Gedächtnisstörungen, Demenz, Alzheimer. München: Knaur

Bertelsmann Lexikon-Institut (1992): Das neue Taschenbuch. Gütersloh: Bertelsmann Lexikon Verlag

Christian Zippel, Sibylle Kraus (Hrsg.) (2003): Soziale Arbeit mit alten Menschen. Berlin: Weißensee

Dr. Gerald Gatterer, Mag. Antonia Croy (2005): Leben mit Demenz - praxisbezogener Ratgeber für Pflege und Betreuung. Wien: Springer

Dr. Gerald Gatterer, Mag. Antonia Croy (2005): Leben mit Demenz - praxisbezogener Ratgeber für Pflege und Betreuung. Wien: Springer

Dr. Karl F. Maier (2002): Alzheimer / Demenz - Rat und Hilfe für Angehörige. Leoben (A): Kneipp

Ingo Füsgen (1992): Demenz - Praktischer Umgang mit der Hirnleistungsstörung. München: MMV Medizin

Techniker Krankenkasse (2002): Demenz - Information für Patienten und Angehörige. Hamburg: Techniker Krankenkasse

Ursula von Wedel Parlow, Holger Fitzner, Hans Georg Nehen (2004): Verwirrung im Alter - Demenzkarrieren soziologisch betrachtet. Wiesbaden: Deutscher-Universitäts-Verlag

8 Literaturverzeichnis (Informationsmedien)

DIMDI - Deutsches Institut für Medizinische Dokumentation und
Information (11.06.2005):
[http://www.dimdi.de/static/de/klassi/diagnosen/icd] : Internet

Microsoft (2005): Encarta 2005 Encyclopedia. Redmond (USA):
Microsoft: CD-ROM

Thomas Meißner (24.09.2003): Demenz-Frühformen werden eher
durch Spech- und Schluckstörungen als durch [] :

Urban & Fischer (2003): Roche Lexikon Medizin [http://gesundheit.de] :

Wikipedia (06.06.2005): Demenz [http://de.wikipedia.org/wiki/Demenz] :
Internet

Wikipedia (06.06.2005): Demenz [http://de.wikipedia.org/wiki/Demenz] :
Internet

Wikipedia (08.07.2005): [http://de.wikipedia.org/wiki/Apraxie] :

BEI GRIN MACHT SICH IHR WISSEN BEZAHLT

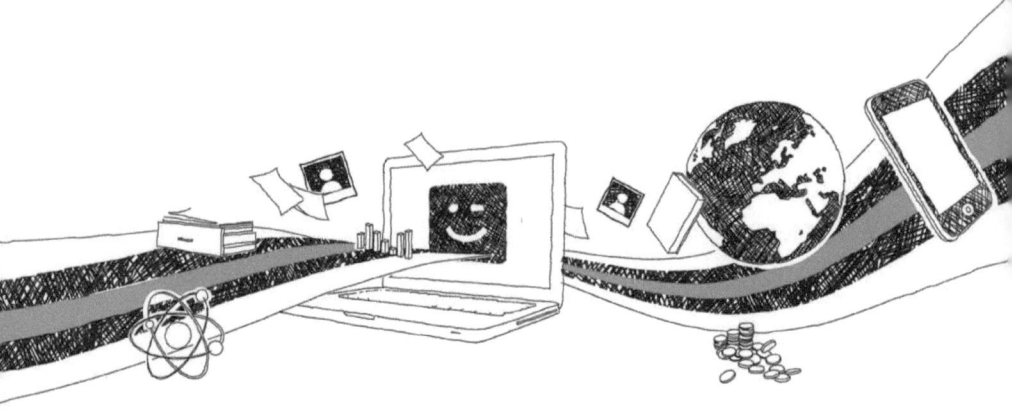

- Wir veröffentlichen Ihre Hausarbeit,
  Bachelor- und Masterarbeit

- Ihr eigenes eBook und Buch -
  weltweit in allen wichtigen Shops

- Verdienen Sie an jedem Verkauf

Jetzt bei www.GRIN.com hochladen
und kostenlos publizieren

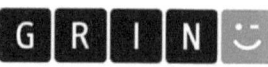